AF299538

L'HOMŒOPATHIE

EST-ELLE IMPUISSANTE ?

RÉPONSE A M. LE DOCTEUR FAURE

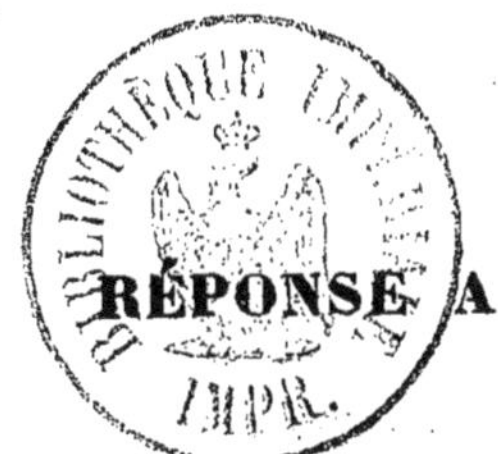

Par le docteur FEUILLET

> « L'homœopathie est un art difficile, hérissé
> » de peines et de fatigues, qui exige un dévoue-
> » ment sans bornes au bien de ses semblables,
> » pour avoir le courage de l'entreprendre et
> » celui de l'exercer avec la conscience et la
> » maturité qu'il exige. »
>
> « Quand il s'agit de l'art sauveur de la vie,
> » négliger d'apprendre est un crime. »
> HAHNEMANN.
>
> « Où en serions-nous, si nous nous mettions
> » à nier tout ce que nous ne pouvons pas ex-
> » pliquer? »   ARAGO.

ALGER

IMPRIMERIE TYPOGRAPHIQUE ET LITHOGRAPHIQUE DE DUBOS

—

1865

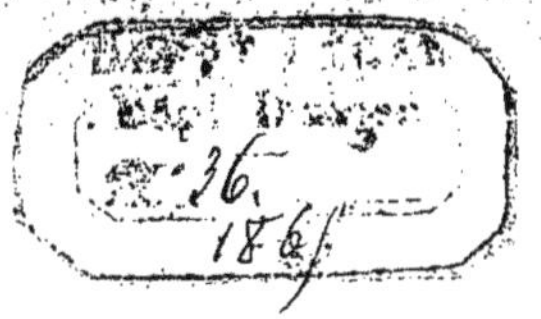

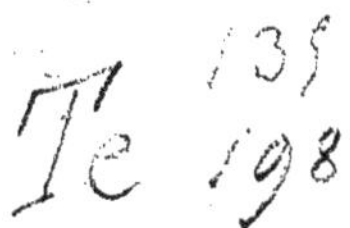

AVANT-PROPOS

Le *Moniteur de l'Algérie* du 19 juillet dernier renfermait un rapport fait au nom de la Société de climatologie algérienne sur la question de la médication arsénicale à opposer à la cachexie paludéenne d'Afrique, et immédiatement après, au grand étonnement de ladite Société, venait un factum d'un de ses membres, M. le docteur Faure, qui combattait ce rapport au fond et stygmatisait, sans que le motif de cette attaque pût être deviné, l'homœopathie qui ne pouvait être en cause. Sous cette attaque, deux intentions obliques se laissaient voir: d'abord, nuire à la Sociéte de climatologie dans certains esprits étroits, en dévoilant au public que l'organe de la Société, en cette circonstance, était un adepte de l'homœopathie, et, en second lieu, insinuer, peut-être, que le médecin homœopathe, signataire du rapport, aventurait ses convictions dans des médications allopathiques. Pour ce faire, M. Faure, membre de la Commission arsénicale, ce qui lui avait permis de développer ses idées sur la matière en question, idées d'ailleurs repoussées à l'unanimité, profitait de sa situation pour guetter l'apparition du susdit rapport dans le journal officiel et l'accompagner, grâce à une faiblesse inexcusable de la rédaction du *Moniteur*, du *factum* dont la Commission et la Société avaient décliné l'esprit.

Attaqué ainsi, ouvertement au fond, insidieusement par certaines formes de langage peu réservées, peu athéniennes, le rapporteur crut avoir le droit de se défendre. Il s'ouvrit au journal de l'intention où il était de répondre. On parut accueillir cette légitime prétention, mais quand il remit sa défense, on voulut discuter le droit, on perdit quinze jours en pourparlers, et le 9 août seulement, soit 21 jours après l'attaque, le *Moniteur* annonça, *urbi et orbi*, qu'il n'ouvrirait pas ses colonnes à un débat qu'on attirait sur le terrain des personnalités.

Que fallait-il faire ? Se résigner ? Non pas, c'est la ressource habituelle des peureux et des coupables. Faire un procès ? La loi, qu'il est bon de croire tutélaire des droits de tous, veut que l'on soit nominativement désigné pour revendiquer le droit de réponse. L'offense, quand elle est habile, peut passer à travers les mailles du filet légal; j'ai dû décliner ce mode de réparation. Reste la voie de la brochure. Là, je puis, à mon aise, braver les finesses du journal et les foudres rétrogrades de mon contradicteur. Et, d'ailleurs, j'ai quelques vérités utiles à faire connaître. L'occasion s'offre assez belle, je la saisis, en remerciant M. le docteur Faure de ce qu'il me permet de lui faire un très-succinct et très-modeste cours d'homœopathie. M'en sera-t-il un peu reconnaissant ?

On pourrait s'étonner du retard mis à cette publication. J'ai dû attendre que le duel scientifique entre MM. les docteurs Faure et Sistach, si brillamment conduit par celui-ci, si faiblement soutenu par celui-là, sur la question arsénicale, fût terminé. Il l'est, depuis quelques jours, par le fait du silence prudent de M. Faure ; je prends la parole à mon tour.

ATTAQUE ET DÉFENSE

Voici quelques-unes des aménités de M. Faure à l'endroit du rapporteur, de la Commission qui avait élaboré le rapport, de la Société qui l'avait accepté. L'article débute ainsi : « *Formuler* HARDIMENT *la supériorité de la médication arsénicale dans le traitement des fièvres intermittentes de l'Algérie est une* HÉRÉSIE MONSTRUEUSE, *d'autant plus facile à détruire que, fuyant la lumière et la discussion, elle doit s'écouler d'elle-même au grand jour.* » *Sesquipedalia verba !* Jamais la discussion n'a été plus vive qu'autour de cette question. *Elle fuirait la lumière !* Mais le rapport inséré, par le fait de l'initiative de la Société dans le journal officiel, appelle, au contraire, les praticiens à se prononcer après expérience. Redondance de mots, sonores mais vides, et, dans le cours de l'attaque, oubli volontaire de la question posée, infidélité de parti pris dans le compte-rendu du problème soulevé : voilà l'œuvre de notre adversaire. Fausse au fond, elle devait être injurieuse dans la forme. Ainsi, ceux que la transcendante dialectique de M. Faure ne fait pas incliner au repentir ne sont pas des *hommes de bonne foi*, ils manquent aux *devoirs du véritable médecin*, et se trahissent par le *défaut d'expérience...* La calomnie peut être impudente, mais elle ne restera pas impunie. Déjà, elle a reçu une verte réprimande d'un recommandable médecin militaire qu'elle n'avait pas épargné. M. le docteur Faure avait fait de son confrère, M. Sistach, un adversaire de la médication arsénicale, en tronquant plusieurs phrases de son remarquable travail sur la matière. Or, M. le docteur Sistach a nettement réclamé contre cette façon de circoncire son œuvre, il a stygmatisé les peu loyaux procédés de son confrère et remis la question dans son vrai jour.

M. Faure, après une pâle réponse immédiatement réfutée, s'est définitivement éclipsé du champ de bataille.

Quelle différence M. le docteur Faure ne met-il pas entre ses adversaires et ceux qui prêtent appui à sa théorie anti-arsénicale? M. le docteur V... devient *l'habile et estimable praticien*, douceur contre laquelle nous n'avons pas à réclamer (et pourtant, nous avons vu de nos yeux, une formule du docteur V.., qui, non-seulement prescrit l'acide arsénieux dans un cas de fièvre rebelle, mais encore, *proh pudor !* le prescrit à doses *quasi-infinitésimales*..... Docte M. Faure, voilez-vous la face !). La Société de médecine, dont pourtant M Faure ne fait pas partie, est composée, selon lui, de *l'élite de nos praticiens* et enfin lui-même se fait donner par le *Moniteur* du *praticien expérimenté*..... Aussi, jaloux d'ajouter à l'estime médicale que M. le praticien expérimenté a déjà acquise, à sa notoriété légitime parmi ses confrères, le prions-nous instamment de vouloir bien retirer de l'ombre où son inconcevable modestie la confine, son étude déjà révélée à la Société de climatologie, sur le *miracle de Jonas dans la baleine*, fait dont la science moderne, dit M. le docteur Faure, prouve victorieusement la possibilité.

Après avoir ainsi appelé de tous nos vœux la publication d'une œuvre que la curiosité médicale attend impatiemment, abordons enfin la question de *notre lettre*, cette lettre que le *Moniteur* n'a pas cru pouvoir insérer dans ses colonnes.

Alger, 22 juillet 1865.

Monsieur le Rédacteur,

Le *Moniteur* du 19 courant contient une réfutation d'un rapport fait par moi, au nom d'une Commission (1), à la Société de climatologie algérienne, sur une question importante, celle de l'utilité de la médication arsénicale dans le traitement de certaines cachexies paludéennes d'Afrique. Cette réfutation, assez peu mesurée d'ailleurs, mérite et obtiendra réponse. Je ne veux pas ici relever les erreurs dont elle est émaillée, ce serait trop

(1) Cette Commission était composée de MM. Letourneux, Docteurs Bertherand, Agnély, Faure et Feuillet.

long, ni accuser les intempérances de langage qui la pimentent et, hélas! elle en avait bon besoin! ce n'est pas dans mes goûts; je viens seulement demander à M. le docteur Faure, son auteur, pourquoi, *à deux reprises, sans y être provoqué en aucune façon*, il a, dans son oraison funèbre de l'arsenic, *mis en jeu l'homœopathie?*

On le sait à Alger, je ne mets guère mon drapeau dans ma poche, mais il est des circonstances où il est de bon goût de ne pas en faire parade.

La Société de climatologie m'a accueilli; c'est un terrain neutre où les amis des sciences cherchent à élucider, au profit de la colonie, des questions d'une haute valeur. Eloignée par son but des controverses purement médicales qu'elle ne retient parfois pour siennes qu'au point de vue des intérêts de climat qui s'y rencontrent, la Société ne demande à mes opinions spéciales aucun sacrifice et j'ai la convenance, chose que je souhaiterais à l'un de ses membres, de ne pas froisser dans mes travaux, de respecter chez elle et au dehors sa dignité de corps sérieux et vraiment utile.

Vous eussiez du imiter ma réserve, M. le docteur Faure, qui êtes mon confrère au moins en Société de climatologie, et ne pas voir, sous le rapporteur qui avait parlé, l'homœopathe qui n'avait rien dit ni dû rien dire. Vous mettez tout votre article sous la protection d'une accusation un peu bien légère que vous cousez à mon rapport, comme une étiquette à un sac : *Défaut d'expérience*, dites-vous. Quelque ennui qu'il y ait à parler de soi, il faut bien vous faire savoir que j'estime mes vingt années d'Afrique, dont moitié passée dans les postes militaires les plus malsains des provinces d'Oran et de Constantine, comme équivalentes aux dix années au plus que les environs élevés d'Alger, peu fertiles en fièvres, ou Alger même vous ont vu couler en paix. Mais, pensez-vous, ce n'est pas une question de temps, mais de génie médical...... je m'incline.

Pour énumérer cependant ce que mon *peu d'expérience* a constaté en fait d accidents causés par la quinine, il faudrait un volume. J'aime mieux vous rappeler que MM. les docteurs Fabre, Trousseau, Bretonneau, Duchesne, Valleix et le Dictionnaire de médecine en 30 volumes (*Doctus in libro*, moi aussi) sont pour moi contre vous. *Violentes gastrites et gastralgies, gastrites chroniques, diarrhées, surdité, ivresse quinique, folie, cécité, vomi-*

sements etc, voilà ce que vos patrons ont relevé au début de la quinine en France..... et combien on y ajouterait en Afrique où ce sel est répandu avec une intempérance souvent blâmable ! Inclinez-vous à votre tour.

Mais venons vite à ma vraie réclamation.

Cette pauvre homœopathie n'est donc pas encore morte que vous croyez devoir lui donner le coup de pied de la fin. Non, elle ne l'est pas tout-à-fait, et elle peut vous montrer qu'elle a la vie dure.

On voit d'emblée que votre orthodoxie médicale toute bardée de latin ne s'est guère frottée à la méthode nouvelle. Non, vous ne la connaissez-pas et peut-être même vous la méconnaissez, ce dont sans doute vous tirez gloire ! Mal vous en prendra, Monsieur le docteur, car vous m'avez libéralement fourni dans votre article des verges pour vous... épousseter.

Fowler, dites-vous, raconte les phénomènes d'intoxication de l'arsenic; Storck et d'autres les complètent : *Défaut d'appétit, soif ardente, vomissements, diarrhée, œdème, chaleurs sèches, étourdissements, tuméfaction abdominale, pâleur terreuse, pertes des forces....,* assez ! N'est-ce pas là le tableau trop exact, la photographie de la plupart des cachexies paludéennes d'Afrique? Or, de par notre loi inébranlable, *Similia similibus*, ne sommes-nous pas conduits, nous, homœopathes, *et sur vos indications même*, à appliquer à ces phénomènes morbides le médicament qui les produit? Seulement, de l'empoisonnement à la guérison, il y a simplement une question de *dose. Erudimini qui* SANATIS *terram.*

(Permettez-moi d'ajouter aujourd'hui à ma lettre que cette théorie médicale explique et justifie amplement mon intervention dans la question arsénicale).

Plus loin, vous dites : *Les doses infinitésimales sont forcées d'avouer leur impuissance en présence de troubles menaçant la vie Il faut alors des doses massives.* Et d'où vous vient cette assurance? Qu'en savez-vous ? Un seul mot. Avez-vous analysé les miasmes du choléra, de la peste? Avez-vous pesé les effluves paludéennes qui tuent dans un accès pernicieux? Et pourquoi une dose infinitésimale ne vous guérirait-elle pas, si une dose plus infinitésimale encore a pu vous rendre malade? Quand un atôme peut donner et ôter la vie, pourquoi donc un atôme ne pourrait-il la modifier?

Inclinez-vous encore, Monsieur le docteur, devant ces grands problèmes et bornez-vous comme nous, à constater les faits. Or, l'homœopathie guérit, même les accès pernicieux, et les malades qui répugnent à la quinine le savent bien, mieux même que les médecins, qui, d'ailleurs, lorsqu'ils guérissent, font, comme M. Jourdain faisait de la prose, de l'homœopathie sans s'en douter. Ne courez pas trop après les raisons cachées des choses, car alors je pourrais vous poser une question embarrassante et vous demander pourquoi le sulfate de quinine guérit. Le médecin de Molière, qui parlait aussi le latin dont vous abusez un peu, disait de l'opium qu'il fait dormir parce qu'il a une vertu dormitive... Eh bien! toute la science médicale accumulée depuis 125 ans, tout juste, n'a pu faire meilleure réponse pour le quinquina. Le quinquina guérit . parce qu'il guérit. Voilà tout ce que vous pouvez en dire, et franchement il n'y a pas là de quoi vous rendre si orgueilleux vis-à-vis de l'homœopathie. L'homœopathie qui n'a pas, elle, la prétention de tout savoir, vous apprendrait que la loi des semblables, inspirée précisément par l'expérimentation, sur l'homme bien portant, du quinquina qui lui donne *une* fièvre intermittente, édicte cette prescription absolue du quinquina et du sulfate de quinine dans *certaines fièvres*, mais non dans toutes (comme chez vous), et prouve ainsi, sinon la vertu spéciale de ce remède héroïque, au moins la légitimité de son emploi.

Il est juste de rappeler ici ce que disait de la nouvelle méthode médicale M. le premier président-sénateur Bonjean dans la séance du Sénat du 1er juillet dernier : « L'homœopathie, jeune encore, car elle n'a que 35 ans » d'exercice en France, compte déjà, parmi ses adhérents, le *dixième* de la » population de Paris et, au Sénat même, le *huitième* de ses membres. » Elle n'est peut-être pas tant à dédaigner qu'on veut le faire croire.

Je termine. Je n'ai accusé personne d'*hérésie monstrueuse*, de *défaut d'expérience* et d'*oubli des devoirs d'un véritable médecin*, idées ou mots familiers à mon contradicteur et qui ont légitimement armé ma plume. Je crois volontiers à la conscience médicale et j'espère qu'on voudra bien me faire le même honneur.

Ce n'est pas ma faute si le *Moniteur* s'est transformé en arène de lutte médicale. On m'a forcé de réclamer son hospitalité, je compte que ce sera la première et dernière fois.

En finissant, j'appelle l'attention de l'honorable docteur Fauré sur la petite fable que voici :

LE HIBOU (allopathie) ET LE VER LUISANT (homœopathie)

Un vieil hibou guettait un jeune ver luisant,
Dont la blanche lueur, au milieu des charmilles,
Scintillait dans la nuit. L'oiseau sombre et méchant
Se jette sur le ver qui lui dit, expirant :
« Que t'ai-je fait? — Tu brilles. »

(*La Fraternité*, Juillet 1865.)

...... Seulement, j'ai reçu et transmets à qui de droit les dernières nouvelles de ce petit drame. Le ver luisant l'a échappé belle, sans doute; il se porte bien et luit toujours.

Veuillez agréer, etc.

Dʳ FEUILLET.

Le voilà donc connu, ce secret plein d'horreur!...

Y avait-il de quoi tant effaroucher votre pudeur, ô *Moniteur de l'Algérie?*

Quelques allégations de cette lettre demandent des preuves. Ce sont :
1° *L'homœopathie guérit... même les accès pernicieux;*
2° *L'allopathie fait souvent, sans le savoir, de l'homœopathie;*
3° *L'homœopathie adopte avec raison l'arsenic dans le traitement des fièvres d'Afrique.*
4° *Quel est son criterium dans la recherche des médicaments en général?*

1° L'HOMŒOPATHIE GUÉRIT... MÊME LES ACCÈS PERNICIEUX

M. le sénateur Thayer disait, dans la séance du Sénat du 1ᵉʳ juillet : « Il a été fait des expériences homœopathiques officielles, pendant les années 1849, 50 et 51, à l'hôpital Sainte-Marguerite. Le relevé en a été fait par l'administration et publié sans dénégation, il y a 14 ans. Voici les résultats statistiques de la mortalité comparée de ce service et d'un service allopathique du même établissement, composé du même nombre de lits. Pendant ces trois années, il a été traité, dans le service allopathique, 3,724 malades avec 411 decès, soit 1 %, et, dans le service homœopathique, 4,663 malades avec 339 décès, soit 8,55 %, différence en faveur de l'homœopathie, 3 % environ. De plus, le service allopathe a coûté 23,522 fr., le service homœopathe moins de 300 fr. Donc, moins de mortalité, plus grand nombre de m. lades soignés, soit, moins de journées d'hôpital et dépense cent fois plus faible, voilà les résultats du service homœopathique. »

Tous les journaux ont dit, et M. Leroy de Saint-Arnaud, rapporteur, dans la séance du Sénat du 30 juin dernier, d'une pétition ayant trait à l'introduction de l'homœopathie dans les hôpitaux, répète qu'une Compagnie d'assurances anglaise annonce qu'elle diminue ses primes pour ceux de ses clients *qui se serven' de l'homœopathie, parce qu'il est reconnu,* dit-elle, *que, par l'usage de cette médication, la moyenne de la vie est augmentée.*

Je mets mes observations ultérieures sous la protection de ces deux témoignages dont on voudra bien, j'imagine, absoudre l'homœopathie.

Il est un fait certain. On voit des docteurs allopathes abjurer leurs vieilles erreurs pour embrasser la voie de la nouvelle méthode. Voit-on des médecins homœopathes déserter leur drapeau pour revenir aux purgations et à la saignée? Non. Et cependant que de déboires, que de calices amers les attendent, eux, les transfuges! On les isole, on les calomnie. La considération, les honneurs, le grand chemin officiel les leur donnerait; ils aiment mieux obéir à la loi du devoir, à leurs convictions; ils préfèrent le culte de leur conscience aux satisfactions sociales, dont ils savent, d'ailleurs, se passer.

Hé bien! dans cette situation, leur conduite médicale est épiée et surveillée de près. La guérison doit sortir de leurs mains. Et, pourtant, le malade habituellement abandonné par l'allopathie, vient à eux, découragé, peu patient et incrédule d'avance. Il faut agir, dans ces mauvaises conditions, avec des moyens qui ne frappent pas l'imagination Ce n'est que de l'eau à boire, disent-ils, et volontiers ils réclament *une purge* ou des sangsues. Toutefois le mieux s'établit, alors c'est un bain qu'on a pris, une sueur qu'on s'est donnée, un onguent dont on s'est frotté qui a produit l'amélioration.

Puis viennent les cas graves. Dans l'entourage, il y a toujours un brave homme qui patronne son docteur, *le meilleur médecin de la ville.* Il va jusqu'à le consulter sur la médication et rapporte au lit du malade un anathème foudroyant contre l'homœopathie.......*A quibusdam, disce omnes.*

Les difficultés sont donc considérables autour du praticien homœopathe et certes il n'a qu'un moyen d'y parer et de les annihiler, c'est de guérir; c'est ce qu'il fait le plus souvent. Si cette médication qui lutte à armes inégales contre son aînée, par la simplicité de ses moyens et par le fait de sa nouveauté, résiste avec succès et étend chaque jour son empire, il n'y a qu'une conclusion à tirer de là, c'est qu'elle guérit. Un honorable professeur disait naguère, dans une cérémonie publique : *Ne croyez pas les malades qui disent avoir été guéris par l'homœopathie.......* On ne peut rien ajouter à ce luxe de prétentions fondées à l'absurde.

Voici des chiffres qui ne laissent pas que de donner matière à réflexion. A Vienne (Autriche), l'hôpital de Gumpendorf est officiellement confié à l'homœopathie : de 1832 à 1845, il a 8,656 entrants et 532 morts soit 6,14 %; à l'hôpital officiel aussi de Linz (Autriche), la moyenne de la mortalité est de 5,14 % ; on a vu plus haut celle de l'hôpital Sainte-Marguerite. Or, la moyenne de la mortalité allopathique, est pour les établissements hospitaliers d'Europe, de 11 à 12 %.

Arrivons à des chiffres particuliers à certaines affections graves. A l'Académie Joséphine, toujours à Vienne, le docteur Marenzeller a traité 46 pneumonies et pleurésies aigues; sur ce nombre, 39 malades guéris, 2 morts, 5 en traitement. A Thoissey (Ain), le vénérable docteur Gastier a traité homœopathiquement les malades de l'hôpital, et le Conseil d'administration déclare que, depuis l'entrée en fonctions du docteur Gastier, le nombre des décès a été moindre qu'auparavant, que les dépenses en remèdes ont été presque nulles.

La maison du Refuge, à Marseille, avait eu des médecins allopathes pendant 9 ans et la mortalité y avait été de 8 %. M. le docteur homœopathe Chargé les remplace, et, après 5 ans, la maison ne comptait plus qu'une mortalité annuelle de 2,60 %. De plus, les frais de médication étaient diminués dans une proportion considérable.

Avis, en passant, aux Commissions administratives des hospices.

A Gumpendorf, en 1835, 732 cholériques, mortalité 244, soit 33 %; résultat homœopathique; à l'hôpital général de Vienne, l'allopathie donne 70 % de mortalité.

Avis, aussi, à qui de droit.

Il est une maladie grave qui appelle toujours en allopathie un traitement énergique, c'est la pneumonie. Voici le bilan qu'elle a fourni à trois méthodes différentes : l'allopathie, l'homœopathie et l'expectation. L'expectation! Eût-on jamais imaginé que le *rien-faire, l'absence absolue de médication* dût être élevé au rang d'expérience sérieuse! Et ce, de par l'Académie de médecine, qui, dans sa séance du 11 décembre 1860, propose un prix de 1,000 francs pour le meilleur travail sur la marche *naturelle* de la pneumonie et la valeur de l'*expectation* dans son traitement. Oh ! délire de l'impuissance et de la haine! On avait dit : L'homœopathie n'est que de l'expectation; or, il paraît prouvé qu'elle guérit la pneumonie, l'expectation la guérira aussi. Et les malades des hôpitaux, terrain naturel des expériences, fourniront les tristes statistiques que provoque l'Académie! Tout ceci est grave et je n'articule rien que je ne puisse prouver. La vérité seule mérite respect.

Voici le bilan promis :

Allopathie : Le professeur Bouillaud perd 11 % (Pelletan-Donné), le docteur Louis 30 %, le docteur Andral (Clinique médicale) 56 %, Broussais (en 1835) 62 %. Moyenne générale, 40 %.

Homœopathie : Teissier (hôpitaux Sainte-Marguerite et Beaujon, de Paris, relevés officiels) 7 %, Marenzeller, à Vienne (Statistique officielle) 5 %.

Expectation : Le docteur Dietl (hôpital général de Vienne) 20 %, le docteur de Bordes (Hollande) 22 %, le docteur Schmidt (*Id.*) 23 %.

Et...

Si parva licet componere magnis,

nous ajouterons un document personnel qui peut prouver la certitude et la clarté des principes homœopathiques, puisqu'entre nos mains la loi *similia similibus*, appliquée à la pneumonie, a, dans un espace de 12 ans, sur un chiffre de 86 malades, sauvé les jours de 81 d'entre eux. Notre moyenne est donc celle de nos éminents confrères, soit 6,17 %.

Que le public impartial tire les conclusions que renferment ces chiffres !

Espérons que, s'il les connaissait, le procureur général Dupin, mieux renseigné, s'abstiendrait de dire que *ce s nt là des essais qui n'ont produit aucun résultat satisfaisant*. (Sénat, 1ᵉʳ juillet 1865). Il est sans doute heureux que les plaideurs ne soient pas des malades. *Ne ultra legem, legislator!*

Les accès pernicieux seraient-ils, plus que d'autres maladies, des occasions d'échecs pour l'homœopathie? Le frère Espanet, médecin de la Trappe de Staouëli, a prouvé la virtualité de nos médicaments. Cette colonie de religieux avait subi des pertes nombreuses dans son personnel par la fièvre et la dyssenterie. Le docteur Espanet y arrive en 1849. Dès lors, et pendant 4 ans, pas de mortalité (cependant, 107 observations de cas graves seulement pendant les années 49 et 50, témoignent hautement de l'insalubrité du lieu), diminution notable des récidives de fièvre et de dyssenterie, économie annuelle de 1500 francs de sulfate de quinine. (*Clinique de Staouëli*).

D'autres preuves d'action de l'homœopathie contre les fièvres intermittentes fourmillent dans les livres, si nombreux déjà, que la méthode nouvelle a publiés. Les docteurs Chargé, Teste, Gross, Petroz, de Bœnninghausen, Roth et tant d'autres ont recueilli des centaines d'observations de fièvres graves et pernicieuses guéries par nos seules doses infinitésimales. Dans la clinique de Beauvais, on remarque parmi 240 observations de guérisons, une dizaine de cas graves ou pernicieux dont l'homœopathie seule a procuré la terminaison heureuse. Nous-même avons souvent opéré dans des cas très-graves avec *opium, bella t.* ou *arsenic*, et si nous avons eu le malheur de ne pas sauver tous nos malades, au moins pouvons-nous nous rendre ce témoignage qu'après huit ans de pratique allopathique dans nos hôpitaux ou ambulances militaires d'Afrique, *nous ne sommes pas tenté d'établir la moindre comparaison entre les deux méthodes*, au point de vue de la cure des accès pernicieux. Des observations, nous pouvons en donner, des noms, nous pourrions en citer... De quelle utilité seraient de pareils renseignements? Signaler ces sources d'informations aux médecins, c'est peine perdue: *Oculos habent et non videbunt*. Quels sont ceux-là qui les interrogeraient? Bien infime serait leur nombre; bien grand, au contraire, est le nombre de ceux qui veulent ignorer .. Ils ne savent pas et ils maudissent, et mieux encore, ils mettent leur orgueil à avouer leur ignorance.

Serait-ce donc que la méthode ancienne doive suffire à leurs aspirations d'honnêtes médecins ?

Beaucoup d'entr'eux, je le sais, ne sont pas très-coupables de cette infirmité de leur esprit. Jeunes encore, les maîtres leur ont dit : ici est la vérité, là est l'erreur; et ils ont cru à la parole des maîtres. Qu'on me permette donc d'opposer à ces leçons d'école où l'on ne dit pas ce que l'on pense, des appréciations bien différentes de ces mêmes maîtres, puisées dans des livres, des journaux, des comptes-rendus de l'Académie de médecine .

M. le docteur Marchal (de Calvi) écrivait dans la *France médicale* (1857): *Il n'y a plus, en médecine, et depuis longtemps, ni principes, ni foi, ni loi...*

Le professeur Malgaigne disait en 1858, en pleine séance académique : *Absence complète de doctrines scientifiques, absence de principes dans l'application de l'art, empirisme partout, tel est l'état de la médecine.*

Broussais (*Ex. doct. méd.* 827) déclare que *la médecine berce l'être souffrant d'un chimérique espoir,* qu'une pareille utilité semble la placer sur la *ligne de tous les genres de charlatanisme,* et que, dans cette situation, on ne peut dire *qu'elle est une véritable science et qu'elle est plus utile que nuisible à l'humanité.*

Magendie (16 fév. 46) disait au Collége de France : *C'est surtout dans les services où la médecine est le plus active que la mortalité est le plus considérable.*

Le savant Valleix (*Guide de médecine pratique,* tome I, Avant-propos) s'écrie : *Que de regrets on éprouve en voyant tant d'études, de veilles, de génie, dépensés pour obtenir d'aussi faibles résultats! Que d'erreurs pour quelques vérités !*

Nous avons entendu l'illustre Marjolin dire en 1841 à la jeunesse de l'École qui remplissait l'amphithéâtre : *Jeune médecin, je croyais, comme vous, à la puissance de tous les médicaments des formulaires. Vingt ans après, je ne conservais plus dans ma pratique qu'une vingtaine de médicaments. Aujourd'hui, si je n'avais pas* L'OPIUM, *je cesserais l'exercice de la médecine.*

Le professeur Rostan dit des formules du Codex : *Est-il possible de n'être pas rebuté par ces dégoûtantes absurdités ? nous pensons que ces sottises surannées doivent être renvoyées au 15ᵉ siècle.*

Le grand Bichat formule cet anathème contre la matière médicale : *Ce n'est point une science .., c'est un assemblage informe d'idées inexactes, de moyens illusoires, de formules aussi bizarrement conçues que fastidieusement assemblées. La pratique de la médecine n'est pas celle d'un homme raisonnable, quand on en puise les principes dans certaines matières médicales.*

M. Marchal ne craint pas d'avouer ainsi le néant de la médecine officielle : *Nous construisons une tour de Babel, ou plutôt nous n'en sommes pas même là, nous ne construisons rien.*

Je m'arrête dans ce défilé lugubre des opinions des princes de la science sur la vanité, l'inanité de la science médicale allopathique, et pourtant combien d'autres me fourniraient de nombreuses citations (Les docteurs Louis, Bérard, Fodera, Chomel, Bouchardat, etc.)!

Quel homœopathe eût jamais osé prononcer une telle condamnation?

Aussi ne vois-je à ajouter, comme corollaire plaisant à tant de graves paroles, que cette boutade aigre-douce de M. le docteur A. Latour. Elle peut, sous sa forme charivarique, nous apporter un enseignement : *Il est de fait que nous sommes de grands imbéciles... Nous disons sur tous les tons, nous imprimons partout et sous tous les formats que nous ne savons rien, que nous ne pouvons rien, que nous sommes désarmés... c'est très-maladroit de dire cela. Pendant que nous nions, doutons ou discutons, les autres affirment, et le public accourt. Ah! vous doutez, dit-il, ah! vous ignorez, vous autres, les savants, les officiels, les académiciens ! Eh bien! puisque vous ne savez ni rien me conseiller ni rien me faire, je vais à celui qui me promet de me préserver et de me guérir,* ET REMARQUEZ QUE LE PUBLIC N'EST PAS AUSSI BETE QU'IL EN A L'AIR. Je crois aussi, avec le docteur Latour, que le public n'est pas aussi bête qu'il en a l'air, il commence à voir où est la conviction forte, la conscience raisonnée. Foin des épithètes malséantes! il les brave ; tant pis pour les syllogismes boiteux! il les méprise... et, consultant les faits qui prouvent plus que tous les raisonnements accumulés depuis des siècles, il fait l'expérience de l'homœopathie et lui reste fidèle.

Il y aurait à faire, en ce moment, un curieux chapitre, celui que j'appellerais volontiers : *Cris de conscience des maîtres de l'allopathie à l'égard de l'homœopathie. Jugement de sa doctrine par ses ennemis naturels.* A défaut de préceptes dogmatiques qui ne peuvent trouver leur place ici et d'une discussion à fond des principes de la nouvelle loi médicale, qui viendra plus tard, donnons quelques-uns de ces cris de conscience; ils valent une démonstration.

Le vénérable Lordat, doyen de la Faculté de Montpellier, s'exprimait ainsi récemment : *Je n'admets ni ne rejette l'homœopathie... Je reste en suspens jusqu'à ce que j'en aie fait un profond examen, d'autant que cette méthode a le suffrage d'un de nos maîtres les plus distingués, M. Risueño d'Amador.* Cette bienveillante prudence ne vaut-elle pas les affirmations passionnées et tranchantes de tant de docteurs à la suite qui, remplaçant la justesse du ton par l'éclat de la voix, croient avoir triomphé de leurs adversaires quand ils les ont assourdis.

MM. Trousseau et Pidoux accueillent le principe *similia similibus. L'expérience a prouvé,* disent-ils, *qu'une multitude de maladies étaient guéries par des agents thérapeutiques qui semblent agir dans le même sens que la cause du mal auquel on les oppose (Traité de mat. médic., t. I, p. 226). Lorsque Hahnemann émit le principe thérapeutique* similia similibus curantur, *il prouva son dire en l'appuyant sur des faits empruntés à la pratique des médecins les plus éclairés (L. C., t. II, p. 24).*

L'illustre Huffeland, dont les opinions font autorité dans l'école officielle presque à l'égal de celles d'Hippocrate, écrit ceci (*Dictionn. méd.,* Berlin, 1834) : *L'homœopathie fera les praticiens plus attentifs à la séméiologie... Elle fera cesser la croyance à la nécessité des fortes doses; elle introduira une plus grande simplicité dans les prescriptions; elle conduira à un plus sûr moyen d'essayer les remèdes et d'arriver à la connaissance de leurs propriétés. J'ai vu souvent l'homœopathie se montrer efficace dans les maladies graves où toutes les autres méthodes avaient échoué.*

Et, loin de reculer dans cette voie de la vérité, Huffeland, à son lit de mort, désigna pour son successeur, au roi de Prusse, le docteur homœopathe Stapf.

Encore les doses infinitésimales.

M. le professeur Montfalcon, une des notabilités médicales de Lyon, disait de l'homœopathie *qu'elle est un pas en avant, qu'elle repose sur une donnée neuve et peut-être féconde et qu'elle laissera, entr'autres vérités, la démonstration du pouvoir très-réel,* QUOI QU'ON EN DISE, *de certains médicaments donnés à très-petites doses.*

Le docteur Brera, une célébrité allopathique italienne, écrit ceci : *Quoique l'homœopathie soit décriée par les uns comme bizarre, par les autres comme inutile et que beaucoup la trouvent absurde, cependant on ne peut méconnaître qu'aujourd'hui* ELLE TIENT SON RANG DANS LE MONDE SAVANT. *Elle a ses livres, ses journaux, ses chaires, ses hôpitaux, ses professeurs et son public... Puisqu'elle a su conquérir elle-même ce rang, on ne peut pas la mépriser et elle mérite un examen impartial.* MALHEUR AU MÉDECIN QUI CROIT QU'IL NE POURRA POINT APPRENDRE DEMAIN CE QU'IL IGNORE AUJOURD'HUI !... *Et ne sont-ce pas précisément les médecins les plus instruits, ceux qui réussissent le mieux dans la pratique, qui savent douter de la solidité de leurs connaissances?... (Ontologie médicale.)*

M. le docteur Marchal (de Calvi), disait, le 27 juillet 1847, en séance d'examen, à la Faculté de Paris : *On ne trouve rien de satisfaisant sous le rapport de la matière médicale dans l'*ENSEIGNEMENT OFFICIEL... *Tout ce que nous savons sur ce point, nous le devons aux* TRAVAUX DES HOMŒOPATHES; *dans ceux des médecins que vous me permettrez d'appeler légitimes, depuis Hippocrate jusqu'à nos jours,* ON NE TROUVE ABSOLUMENT RIEN.

Broussais faisait dans sa chaire, en 1835, l'aveu suivant : *J'expérimente l'homœopathie, car je ne reconnais que l'autorité des faits... J'ai déjà fait quelques expériences avec la belladone à doses très-exiguës, et plusieurs faits déposent en sa faveur.*

Et on a dit avec raison à ce propos : Si Broussais, cet illustre chef d'école, a donné aux adversaires de l'homœopathie un tel exemple d'impartialité et de modestie, pourquoi ceux-ci ne se décideraient-ils pas à l'imiter? Ils n'auraient pas, pour la plupart, à descendre de si haut. Mais peut-être faut-il avoir son talent pour avoir son courage!

Si le courage suffisait, on pourrait encore le trouver, mais il faut plus, il faut affronter le ridicule, se voir mal noté, délaissé, isolé; il faut dire adieu aux positions officielles, aux sourires du Gouvernement; il faut plus que cela encore, du temps et de la patience, car le labeur du néophyte homœópathe est rude, et plusieurs années suffisent à peine à le conduire à bonne fin. Pourquoi s'étonnerait-on, dès lors, du petit nombre des élus qui s'attèlent à pareille besogne? Et ne devrait-on pas espérer que la majorité, qui répugne à des études aussi âpres, aurait la pudeur d'imiter la tolérance d'un Lordat, la prudence d'un Broussais, puisque nous pouvons lui dire que sa science nous est familière, tandis que la nôtre lui est étrangère.

2° L'ALLOPATHIE FAIT SOUVENT, SANS LE SAVOIR, DE L'HOMŒOPATHIE

Le créateur de l'homœopathie, le profond maître de la doctrine médicale à qui la postérité réserve sa plus belle couronne comme au plus grand bienfaiteur de l'humanité, Hahnemann n'était pas seulement doué de génie, il avait encore à son service une science bibliographique immense. Cette science de l'histoire de la médecine lui a permis d'élucider la question qui nous occupe. Il a jeté à la face de l'allopathie, qui devait abreuver sa vie entière d'injures et de calomnies, cette excellente raillerie : *L'allopathie fait souvent, sans le savoir, de l'homœopathie*; raillerie bien légitime d'ailleurs, puisqu'elle servait son but, le bien de l'humanité. Il a prouvé que la plupart des médicaments importants entrés dans la pratique ordinaire ne pouvaient agir que selon la formule homœopathique : *Similia similibus*; et il a prouvé cette action de similitude, non par ses expériences pathogénésiques personnelles, mais uniquement par les travaux des médecins les plus distingués. Je ne citerai que son étude sur l'arsenic, puisque c'est l'arsenic qui m'a mis la plume à la main. 60 autres médicaments sont passés en revue de la même manière et comprennent plus de 300 cas de maladies déterminées auxquelles ils ont été appliqués homœopathiquement par le fait du hasard, ce dieu des découvertes en allopathie.

« L'arsenic n'aurait point opéré tant de frappantes guérisons de cancer à
» la face. sous les yeux d'une multitude de médecins, parmi lesquels je ci-
» terai seulement Fallope, Bernardt et Roennow (1), si cet oxyde métallique

(1) Chaque nom est accompagné, en note, du titre de l'ouvrage d'où vient l'assertion. J'épargne ce luxe d'érudition à mes lecteurs.

» n'avait la faculté homœopathique de faire naître, chez les sujets en bonne
» santé, des tubercules très-douloureux et fort difficiles à guérir d'après
» Amatus Lusitanus, des ulcérations très profondes et de mauvais caractère,
» d'après Heinrich et Knape, des ulcères cancéreux, au témoignage de
» Heinze. Les anciens ne seraient pas unanimes dans l'éloge qu'ils font de
» l'emplâtre arsénical d'Ange Sala contre les bubons pestilentiels et le
» charbon, si l'arsenic n'avait point, au rapport de Degner et de Pfann, la
» propriété de faire naître des tumeurs inflammatoires qui passent vite
» à la gangrène, et des charbons ou des pustules malignes, comme l'ont
» observé Verzascha et Pfann. Et d'où viendrait la vertu curative qu'il
» manifeste dans quelques espèces de fièvre intermittente, vertu attestée
» par tant de milliers d'exemples, mais dans l'explication pratique de la-
» quelle on n'apporte point encore assez de précautions, et qui, proclamée
» il y a plusieurs siècles par Nicolas Myressus, a été depuis mise hors de
» doute par Slevogt, Molitor, Jacobi, Bernhardt, Jungken, Fauve, Brera,
» Darwin, May, Jackson et Fowler, si elle n'était pas fondée sur la faculté
» de provoquer la fièvre qu'ont signalée presque tous les observateurs des
» inconvénients de cette substance, en particulier Amatus Lusitanus. De-
» gner Buchholz, Heun et Knape ? Nous pouvons en croire E. Alexander,
» quand il dit que l'arsenic est un remède souverain contre l'angine de
» poitrine, puisque Tachenius, Guilbert, Preussius, Tilenius et Pyl l'ont vu
» déterminer une vive oppression de poitrine, Grisellius une dyspnée allant
» presque à la suffocation, enfin Majault surtout, des accès d'asthme pro-
» voqués subitement par la marche et acompagnés d'une grande prostration
» des forces. » Hahnemann soumet à cette double analyse un nombre considérable de médicaments parmi lesquels l'ellébore blanc contre le choléra,
— le tabac contre les vertiges, les nausées et l'anxiété, — l'agaricus contre
certaines épilepsies, — la millefeuille, contre certaines hémorrhagies ; il
traite de même le colchique, le plomb, le séné, le jalap, le mercure, la belladone, le soufre et beaucoup d'autres ; et il ajoute : « Dans tous les temps,
» les maladies qui ont été guéries d'une manière réelle, prompte, durable
» et manifeste par des médicaments, et qui n'ont point dû leur guérison à
» ce que la maladie aiguë avait accompli sa révolution naturelle ou à ce que
» les forces avaient repris peu à peu la prépondérance, ces maladies ont

» cédé, quoique à l'insu du médecin, à un remède homœopathique... Cette
» vérité s'offre à nous plus évidente encore dans certains cas où les
» médecins, violant l'usage qui n'admet que des mélanges de médicaments
» prescrits sous forme de recettes, ont guéri promptement à l'aide d'un
» médicament simple. On voit alors avec surprise que la guérison fut tou-
» jours l'effet d'une substance médicinale capable de produire elle-même
» une affection semblable à celle dont le malade était atteint, quoique le
» le médecin ne sût pas ce qu'il faisait, et n'agît ainsi que dans un moment
» d'oubli des préceptes de son école. Il donnait un remède dont la théra-
» peutique reçue lui aurait prescrit d'administrer précisément le contraire;
» et c'était par là seulement que ses malades guérissaient avec prompti-
» tude. » (*Organon*. Introduction, pages 55 et suivantes.)

Ce n'est pas tout. Nous venons de voir les *allopathes homœopathisant
sans le savoir*. Il est un autre ordre de faits, moins avouable, moins digne
d'indulgence, dont l'énumération pourrait se faire sous le titre : *Larcins
faits à l'homœopathie par l'allopathie*. Elle serait longue déjà cette énumération. Bornons-nous à en signaler quelques détails.

Le docteur Stievenard nous apprend, dans l'annuaire de Bouchardat, que,
dans une commnne, où la scarlatine avait déjà fait plus de 100 victimes,
400 personnes ont été préservées par la *belladone*. Or, dès 1801, Hahnemann avait dit et prouvé, et depuis, cent livres et journaux ont répété que
la belladone est le spécifique de la scarlatine et qu'elle en est le moyen pré-
servateur.

M. le docteur Munaret déclare avoir *substitué*, bien des fois et avec un
succès encourageant, des *granules d'aconitine* à une émission sanguine et
coupé des fièvres nerveuses avec *un granule d'acide arsénieux*. Quelque-
fois, ajoute-t-il, j'ai même rencontré des constitutions assez impressionna-
bles pour ne pouvoir tolérer *un* granule à la fois. L'acide arsénieux appartient à tout le monde et nous ne revendiquons rien à son endroit, mais
l'aconit est essentiellement le bien de l'homœopathie en tant que *substitu-
tif* d'une émission sanguine, et les granules, inventés depuis peu, ont, avec
les globules homœopathiques, un air de parenté qu'on ne saurait dénier.

Le *thuya occid.* est une substance dont les propriétés anti-vénériennes
contre les condylomes, excroissances et fics sont, depuis 50 ans, connues

par la découverte qu'en a faite Hahnemann et qu'ont répétée à satiété les livres et journaux homœopathiques. Hé bien! un médecin hongrois, Brecher, vient de *l'inventer à nouveau*, et les organes de la presse médicale, se faisant complices du larcin, car leur ignorance est, sur ce point, impossible à affirmer, chantent les louanges du docteur Brecher.

Mieux encore. Le docteur Padioleau (*Abeille médicale*, Janvier 1853) combat les vomissements nerveux avec *trois gouttes* de teinture de noix vomique dans 90 grammes d'eau distillée et déclare que l'effet de cette médication, « *tant soit peu* homœopathique, a généralement dépassé ses » espérances dans beaucoup de cas. » Ce *tant soit peu* est admirable et vaut son pesant d'or.

Le charbon végétal est un médicament essentiellement homœopathique et l'école officielle le dédaignait comme chose inerte; et voilà que depuis quelques années les journaux sont unanimes à proclamer les effets salutaires dudit charbon végétal.

De plus en plus fort. Le 22ᵉ numéro de l'*Abeille médicale* préconise, sous la signature du docteur Metsch, *de très-petites doses de sabine et de seigle ergoté* comme moyens préservatifs de l'avortement chez les femmes délicates. Comment! des médicaments qui, à doses un peu massives, peuvent produire, tout le monde le sait, des avortements, deviendraient, à très-petites doses, des préservatifs de ces accidents? L'homœopathie a forcément passé par là...

MM. Rilliet et Barthez (*Traité clinique des maladies des enfants*) citent un cas de guérison de méningite avec *coma* et *constipation*. Or, savez-vous ce qu'ils emploient pour guérir ce *coma* et cette *constipation* ? Ils emploient, peut-être sans y donner grande attention et par hasard, sans doute, le médicament que l'allopathie tout entière baptise du diplôme de roi des stupéfiants et des astringents, soit : l'*opium*. *Similia similibus*, cette fois, il n'y a pas à s'en dédire. MM. Rilliet et Barthez sont, pour le coup, homœopathes, ou, s'ils ont logiquement interprété ce fait, ils ont dû le devenir. Dans ce cas, l'homœopathie n'eût pas agi autrement.

La question est pourtant sérieuse. On appelle l'homœopathie la *méthode substitutive* (Trousseau), on nous prend nos médicaments : *belladone, aconit, noix vomique, charbon végétal, opium, sabine, seigle ergoté, etc.*, et avec eux (qu'on me passe cette trivialité), la manière de s'en servir, on nous prend nos doses infinitésimales, on s'habitue à prescrire allopathiquement des médicaments uniques, on prend souci des symptômes qui, autrefois, n'embarrassaient guère, alors qu'on traitait d'après le nom de la maladie; puis on gaze ou on nie le larcin et l'emprunt; on continue de plus belle à nous appeler charlatans, et, peu à peu, on se glisse à notre place; et bientôt... mais, comme dit M. le feuilletoniste de l'*Union médicale*, le docteur A. Latour, le public n'est pas si bête qu'il en a l'air, il saura faire justice équitable.

Quand le socialisme criait, dans ses journaux et ses livres, en colère : « Je » suis une panacée à tous les maux! » personne n'en voulait, on en avait peur. Aujourd'hui qu'il s'est métamorphosé en sociétés de secours mutuels, associations de crédit, de consommation, etc., tout le monde s'y intéresse.

Tant mieux pour les malades s'il en va ainsi de l'homœopathie, qui, quoique débaptisée, les guérira tout de même; tant pis pour les médecins qui n'auront pas eu le courage de rendre à Hahnemann ce qui lui appartient.

3° L'HOMŒOPATHIE ADOPTE, AVEC RAISON, L'ARSENIC DANS LE TRAITEMENT DES FIÈVRES INTERMITTENTES D'AFRIQUE

Je reviens à vous, M. le docteur Faure, et vous me pardonnerez de vous avoir si longtemps mis de côté... J'étais en compagnie d'élite et m'y suis un peu oublié. Mais vous n'avez rien perdu à attendre, car j'estime qu'il y a encore, sur la question de l'arsenic, de bonnes choses à dire, même après la joûte dont le *Moniteur* a été l'arène.

Je vais de suite au fond de la question. Êtes-vous plus avancé aujourd'hui que vous ne l'étiez, ou, en d'autres termes, dans quelles conditions spéciales donnerez-vous l'acide arsénieux pour en obtenir la guérison des malades? Je puis vous poser cette question, puisque vous avez dit (n° 173 du *Moniteur*) que, nonobstant les dangers que fait courir l'arsenic, vous ne lui contestez pas qu'il *puisse combattre heureusement quelques fièvres re-*

belles au sulfate de quinine. Le rapport que vous avez si fort malmené ne disait guère autre chose : « La médication quinique est *insuffisante dans bon nombre de cas et nulle* dans plusieurs.. Or, on a fait, depuis longtemps, de nombreuses expériences sur une autre médication qui, *si elle n'est pas appelée à remplacer dans tous les cas* le quinquina, peut très-souvent *le suppléer avec succès* et surtout lui prêter un *concours énergique* dans le traitement des fièvres rebelles, lorsque l'intoxication paludéenne prolongée a développé des *conditions d'anémie et d'éréthisme nerveux......* *état cachectique et de désorganisation profonde qui suit l'incubation permanente du miasme, situation habituelle et spéciale à nos fiévreux d'Algérie.* »

La question posée ainsi était-elle assez nette, assez claire? Aussi que de phrases, que de colonnes de citations pour l'embrouiller et la rendre inintelligible ! Y parle-t-on d'accès pernicieux (non que je mette en doute l'action de l'arsenic, même dans ce cas), de fièvres bilieuses, gastriques, rémittentes? Non, mille fois non... Le rapport parlait surtout de l'état de chronicité de ces fièvres, qui entraîne une mortalité bien supérieure à celle des accès pernicieux, état de chronicité qui est bien le faciès, le cachet du miasme paludéen d'Afrique; et c'est ce qui avait, dans la question, soulevé la sollicitude de la Société de climatologie algérienne, très-compétente, quoique vous en pensiez, en pareille discussion. Encore une fois, la Société ne niait ni n'affirmait la virtualité de la quinine, elle se bornait à dire aux médecins d'Afrique : « Le quinquina ne peut tout faire, et en dehors de lui, au-dessus de lui peut-être dans certains cas, l'arsenic peut être employé. » » Et, avec cette ténacité particulière aux gens qui ont leur siége fait d'avance, vous n'avez voulu ni rien voir, ni rien entendre, et... vous m'avez rappelé, alors que vous donniez vos grands coups d'épée, le chevalier de la Triste-Figure s'escrimant contre des moulins à vent.

Vous voyez qu'elle revient, la question déjà posée dans le § 1ᵉʳ sur l'opportunité relative des médicaments fébrifuges dans les différents cas qui se présentent. Que répondre? Vous ne le savez pas, puisque vous ne le dites pas. L'homœopathie le sait, elle va vous le dire.

Il y a à considérer deux ordres de faits importants qui constituent l'essence de la fièvre intermittente : 1° un certain trouble initial porté dans l'organisme, traduit par des maux de tête, des symptômes gastriques, des selles irrégulières, anormales, etc.; 2° l'acte d'imprégnation miasmatique qui frappe alors cet organisme troublé et donne son cachet d'intermittence aux accidents produits. Sur cette double donnée, toute d'observation, l'homœopathie a fondé sa médication.

En effet, la fièvre intermittente n'existerait pas si le miasme, de quelque nature qu'il soit, ne trouvait un organisme apte à le recevoir. Détruire cette prédisposition, c'est détruire la fièvre, car la maladie consiste essentiellement, non dans l'intermittence, mais dans les désordres qui l'ont laissé se produire. *Naturam morborum ostendit curatio.* Si donc la spécialité du traitement et, par suite, la guérison démontrent la nature de la maladie, la médication homœopathiq ie, ne s'adressant qu'aux symptômes morbides, il faut en conclure, à vue des faits qu'elle accomplit chaque jour, que le point essentiel à atteindre n'est point l'intermittence à laquelle on oppose le sulfate de quinine, mais les troubles vitaux dont elle est le couronnement.

C'est donc d'abord à ces troubles apparents de chaque cas particulier qu'il faut appliquer la médication. Si l'intermittence persiste, ce qui est rare, et seulement dans certaines conditions d'organisme délabré, à réactions faibles, en plein pays de marais, où l'intoxication est violente et continue, alors on doit la rompre avec quelques médicaments appropriés.

Voici les principaux cas qui doivent attirer l'attention du médecin .

La QUININE a sa sphère d'action nettement caractérisée par les symptômes suivants : accès fébriles avec *vertiges, éblouissements,* douleur frontale nausées et vomissements *fades,* surtout l'après-midi, diarrhée, coliques,— forte chaleur, — baillements, *sueurs abondantes,*— accès de la durée d'une heure, avec *lèvres* et *ongles bleuâtres, pouls contracté, spasmodique* fréquent, *tintement d'oreilles,* appétit augmenté *pendant les frissons,* — mouvements convulsifs des muscles, — sueurs *faciles, visqueuses,* ruisselantes à la poitrine avec épuisement des forces après chaque effort.

L'ARSENIC sera utile dans les circonstances suivantes : accès fébriles le matin ou le soir, *soif ardente,* chaleur *brûlante,* comme *si de l'eau bouillante* circulait dans les veines, — absence de sueurs ou *sueurs tardives,* — douleurs dans les membres, — *oppression,* — *grande faiblesse,* — *brûle-*

ment à l'estomac, nausées, vertiges, — et, en dehors des accès, *pâleur terreuse,* insomnie nocturne avec agitation continuelle,— *prostration énorme, amaigrissement* avec sueurs affaiblissantes, — diarrhée noirâtre, — affection de la rate et tendance au gonflement du ventre ou à l'hydropisie;— surtout contre les *fièvres rebelles,* type tierce ou quarte.

IPECACUANHA vient en première ligne s'il y a des symptômes gastriques et bilieux,— *s'il y a beaucoup de frissons avec peu de chaleur,* — aggravation des frissons *par la chaleur extérieure* et forte soif *seulement pendant la chaleur,* — nausées et *vomissements bilieux;* — les accès ont lieu surtout *le soir* avec paume des mains brûlante et *sueur nocturne.* L'ipéca étant l'un des antidotes de la quinine, il convient de l'employer au début d'un traitement quand le malade a déjà été traité allopathiquement.

NUX VOMICA s'adresse aux symptômes suivants : *frissons mêlés à la chaleur, besoin d'être couvert,* même pendant la chaleur, — visage et ongles *froids* et bleuâtres, — désir de vin ou *de bière,* — vertiges, angoisses et *constipation antérieure.*

VERATRUM ALB. Si *froid externe* et *sueurs froides, pâleur terreuse* de la face, — urines rouge-foncé, — vomissements avec diarrhée, — *symptômes cholériformes.*

BELLADONE et OPIUM ont une grande influence sur les congestions nerveuse ou sanguine qui caractérisent les accès graves et pernicieux.

BELLADONE agit dans les conditions suivantes : *somnolence continue, délire,* maux de tête violents, avec *étourdissements* et vertiges,— *rougeur de la face* pendant les accès, *pâleur* ensuite, — *perte de connaissance,* yeux à demi-ouverts, — *coma* interrompu par des réveils avec *regards furieux,*— soif ardente, — *dilatation des pupilles.*

OPIUM a plusieurs de ces symptômes, mais il est appelé quand il y a : *somnolence* avec *ronflement* et *bouche ouverte, face rouge* et bouffie, *respiration lente,* comme intermittente, — pouls *plein, lent* et comme supprimé, — mouvements *convulsifs des muscles de la face* et des membres, — *excrétions nulles.*

Beaucoup d'autres médicaments, *rhus, carb. veget., natrum muriat., lachesis, etc.*, ont aussi leur sphère d'action importante dans certains accès de fièvre. Mais ce qui précède suffit à expliquer le mode d'opération de l'homœopathie contre cette plaie de la colonie. Il est rare, avons-nous dit, que ces doses adressées au trouble initial ne jugulent pas l'intermittence qui en dérive. Toutefois, si cela arrive, on emploie alors certains antipériodiques dont l'action est, comme celle des précédents remèdes, limitée à certains cas. *Ceuron* et *capsicum jamaicum*, assortis, le premier aux fièvres à *ipeca, bellad., nux vomica*, le second à toutes les autres, coupent, comme on le dit, aussi sûrement que la quinine, dans les conditions que l'expérience lui assigne, la série des accès.

L'homœopathie ne borne pas ses bienfaits à guérir les intoxications miasmatiques, quelque graves qu'elles soient : elle prétend encore au privilége de la préservation de la fièvre, privilége que l'allopathie n'a pas encore songé à lui disputer. Elle a déjà affirmé, par le récit d'expériences concluantes, son droit à la préservation du choléra, de la scarlatine, du mal de mer ; elle peut revendiquer aussi son action préventive du miasme paludéen. 70 planteurs-soldats de Zéralda, il y a 10 ans (c'est, hélas ! la seule expérience qu'il nous ait été donné de faire), ont été par le fait de l'alternance de semaine en semaine, de deux doses, *arsenic* et *ipeca*, à peu près complètement exonérés du tribut que, les années précédentes, ils payaient fatalement en décès. arcès graves, séjours à l'hôpital, convalescence, aux miasmes de cette localité marécageuse. On m'a dit souvent depuis : L'autorité devrait savoir cela et favoriser une grande expérience. L'autorité d'alors a été prévenue ; elle a, sans doute, invoqué les conseils de la haute allopathie algérienne et la fièvre a continué de régner dans les plaines.

L'homœopathie, on le voit, individualise toujours et ne généralise jamais. Elle est là, comme dans ses traitements, l'humble servante de la Nature qui, toujours, met des différences dans les lésions les plus semblables, lésions que l'allopathie baptise d'une seule et même appellation. Or, si les symptômes sont différents d'un cas à un autre, comment les guérir tous deux de même ? Oui, encore une fois, la quinine est un précieux médicament, mais non pas une panacée de la fièvre, et l'abus qu'on en fait doit enfin appeler une attention sévère. Ne la jette-t-on pas, en effet. à pleines mains, non-seulement sur les fièvres, mais même sur les maladies aiguës : dyssenterie, hépatite, splénite, voire fluxion de poitrine et congestion cérébrale? Aussi qu'arrive-t-il de cette insoucieuse prodigalité de l'allopathie? D'abord des accid nts graves chez les malades, nous en avons déjà parlé, et ensuite le discrédit général du médicament. Quel est le fiévreux qui n'a pas peur de la quinine qu'il va prendre? Quel est celui qui ne la maudit pas en lui reprochant ses engorgements du ventre, sa surdité, ses gastralgies? Et avec raison le fait-il, car ce remède est coupable d'avoir, dans un grand nombre de cas où il n'avait rien à faire, respecté les causes profondes de la maladie qui. l'intermittence éloignée, est restée maîtresse du terrain et y a tranquillement exercé ses ravages.

Pas de panacée, donc: il n'en existe pas, mais un remède à chaque lésion; voilà la vraie médecine. Si ce principe était bien compris, on s'épargnerait bien des déceptions qu'enfante chaque jour l'emploi aveugle des médicaments qui, pour avoir réussi un jour contre une maladie, ne peuvent être tenus de réussir toujours Ainsi. vers 1834, un habile médecin fit, en France, contre de nombreux cas de choléra, une heureuse application de la *noi r romique*. Des essais de ce même agent furent tentés avec enthousiasme depuis, contre la même maladie, et tous, l'année suivante, échouèrent malheureusement, même à Alger. Ce n'était point la faute des praticiens, très-désireux de guérir, c'était celle de la méthode qui ne sait pas prévoir les variations dans les symptômes du mal. Aussi doit-on accueillir avec une prudente défiance les inventions nouvelles, si hautement patronnées qu'elles soient, quand elles se bornent à annoncer leur victoire sur telle ou telle affection, sans déduire les symptômes précis qu'elles ont vaincus.

C'est une erreur de cette nature qui inspire M. Lomon lorsqu'il préconise, au nom du docteur Burq, le cuivre comme préservatif et curatif du choléra. Cet article, ayant acquis à Alger, une certaine importance, par le fait de sa reproduction dans le *Courrier* du vendredi. 1er septembre. nous sommes amenés à une digression dont tous nos lecteurs ne nous sauront pas mauvais gré.

Le cuivre, dit M. Lomon, en forme de conclusion, *serait donc le remède*

héroïque du choléra, comme le quinquina est le remède héroïque de la fièvre.
Oui, exactement, et au même titre, c'est-à-dire pour un certain appareil de
symptômes, mais non pour tous.

Le cuivre est, en effet, un des médicaments essentiels d'une certaine
forme du choléra, et l'homœopathie n'a pas attendu M. Burq pour le dire,
puisque, dès la première invasion de ce fléau, en 1831, Hahnemann, sur
le tableau de symptômes qui lui était envoyé en Allemagne, par des médecins homœopathes russes, désignait ce remède et l'ellébore blanc comme
les curateurs de la forme indiquée. Voilà donc deux inventeurs.
Quel est le plagiaire ? L'un a trente ans d'avance sur l'autre. **Y** a-t-il
donc aussi, en matière scientifique, un droit de prescription au bout de
trente ans ?

Mais, refoulons les sentiments de pénible émotion que nous inspire ce
procédé, pour déterminer la sphère d'action du cuivre; cela sera plus utile
à nos lecteurs.

Hahnemann a expérimenté le cuivre, il rend compte de ses symptômes
dans son traité des maladies chroniques, édité en 1828 à Dresde. Il note
spécialement, dès cette époque, le cuivre comme applicable aux *affections
spasmodiques, par exemple, le choléra.* Voici les symptômes importants, ca-
ractéristiques, avec leur numéro d'ordre, de ce médicament.

3. Anxiété.— 6. Agitation continuelle. — 12. Stupeur. — 31. Vertiges.—
68. Rougeur des yeux, regards farouches. — 75. Yeux fixes, affaissés. —
94. Teinte bleuâtre de la face et couleur bleue des lèvres. — 95. Yeux en-
foncés entourés d'un cercle bleu. — 98 Déformation spasmodique du visage. — 137. Hoquets fréquents. — 152. 153,etc. Divers vomissements
violents, continuels, de bile pure. — 166. Douleurs cruelles à l'estomac.—
185. Rétraction du bas-ventre.— 204. Violente diarrhée. — 295. etc. cram-
pes, spasmes aux mollets et aux jambes. — 324. Mouvements convulsifs
des membres. — 370. Froid aux pieds et aux mains. — 379. Pouls faible,
petit. — 381. Sueur froide.

Il y a là sans doute, de nombreux symptômes de choléra, mais les plus
importants n'y sont pas ou sont moins caractérisés que dans *veratrum
album* (ellébore blanc) ou *arsenic.*

L'ÉLLÉBORE BLANC se recommande dans les cas suivants : *Evacuation vio-*

lente par le haut et par le bas, froid glacial général, *grande faiblesse et spasmes dans les mollets*, surtout s'il y a en outre : vomissements par saccades, évacuations intestinales subites, abondantes, aqueuses, sans odeur et mêlées de flocons blancs, — face pâle, — yeux cernés, — traits qui expriment des angoisses mortelles, — haleine froide, — langue froide, — grandes angoisses dans la poitrine qui poussent le malade à s'enfuir du lit, coliques des plus atroces autour du nombril, comme si le ventre se déchirait, — peau ridée dans la paume des mains, — sécrétion des urines nulle.

L'ARSENIC s'emploie contre : *grande angoisse dans l'estomac et brûlement comme par charbons ardents à l'épigastre*, — *soif ardente*, inextinguible, diarrhée et vomissements violents de matières aqueuses, muqueuses, verdâtres, noirâtres, — *lèvres et langue sèches noirâtres, gercées*, — *jactation continuelle*, — *chûte rapide des forces jusqu'à la prostration la plus complète,* face hyppocratique, joues creuses, nez pointu, yeux caves et ternes, pouls petit, intermittent, tremblant, — *frigidité de la peau et sueurs visqueuses.*

Ces médicaments embrassent, à eux trois, l'ensemble des manifestations morbides les plus ordinaires du choléra. D'autres ont aussi leur part d'action sur des symptômes plus rares ou sur ceux de la réaction. Nous croyons devoir nous borner à l'exposé ci-dessus qui suffit à expliquer le rôle de l'homœopathie en présence d'une maladie quelconque.

Le traitement préservatif du choléra consiste donc simplement dans l'emploi des trois remèdes principaux, *cuivre, ellébore blanc* et *arsenic* (*voir mon instruction spéciale*).

En finissant, je cède la parole à M. le docteur Fallot, président de l'Académie de médecine de Belgique, qui s'adressait en ces termes aux membres du Congrès homœopathique réuni à Bruxelles en 1856 : « Je remercie le » Congrès de l'invitation qui a été adressée à la corporation que j'ai l'honneur de présider. Tous nos collègues feront leurs efforts pour répondre » à l'appel qui leur a été fait ; car, messieurs, *quelles que soient les diffé-* » *rences de doctrine et de pratique qui nous séparent,* nous n'en poursuivons pas moins tous un même but : *la recherche de la verité ;* nous

» n'avons qu'un désir : *celui de faire le plus de bien possible.* A ce double
» titre, nous applaudirons à vos efforts. »

Que la passion et l'intolérance s'appliquent ces belles paroles ; elles contiennent à la fois un exemple et une leçon.

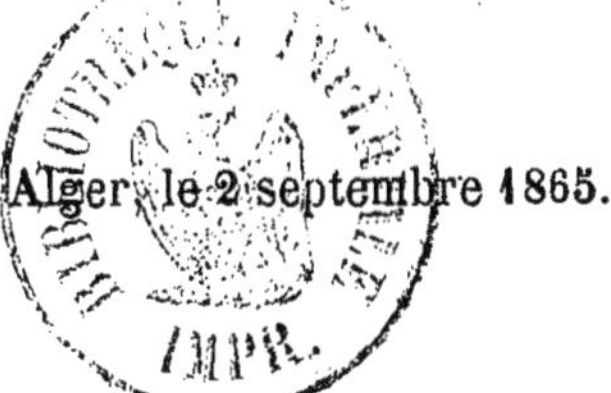

Alger, le 2 septembre 1865.

Dr FEUILLET.

ALGER. — IMPRIMERIE DUBOS.